The Theraphy Workbook

12 SELF LOVE practice methods Part I

Chiharu Nagakura

introduction

dear me and you

親愛なる私たちへ

もしあなたが、
未来のために今日頑張らなくちゃと
不安な気持ちを抱く瞬間があるのなら
どうか心配しないで。
うまくいくから、大丈夫。
あなたの安らぎの場所となるよう
心を込めて書きます。

Chiharu Nagakura

the theraphy workbook

introduction

about this book

自分を愛するとはどのようなことか。
正しい数式や、答えはなく
十人いれば愛し方も十通り。
基本的なことだからこそ
改めて見直したい
12個のメソッドを
私自身の経験と、スピリチュアリティ、
心理学をベースにして作りました。
しっくりくるものは残し、
その過程で生まれたアイデアは足し、
あなただけの愛の形を見つけていただくのが
この本の目的です。

＊12のメソッドのうち、6が本書PartI、残りの6はPartII
(2025年5月初旬発売)に掲載

contents

The Theraphy Workbook
12 SELF LOVE
practice methods part I

はじめに	3
Loving & Kindness	9
私のセルフラブジャーニー	10
セルフラブとは？	12
なぜセルフラブが必要か	13
セルフラブに対しての誤解	14
セルフラブテスト - 心・考・体	16
この本を使う目的を定める	20
month 1 自分との距離を縮める	22
month 2 ジャーナリング	32
month 3 デジタルデトックス	44
month 4 マインドフル瞑想	54
month 5 運動・体と付き合う	64
month 6 睡眠リチュアル	74
month 7 ジャーナリングノート	85

contents 7

ジャーナリングアナリスト 148
あとがき 150

私が幸せでありますように
私が健康でありますように
私が安全で守られていますように
私が安心して暮らせますように

あなたが幸せでありますように
あなたが健康でありますように
あなたが安全で守られていますように
あなたが安心して暮らせますように

May I be happy

May I be healthy

May I be safe

May I live with ease

May you be happy

May you be healthy

May you be safe

May you live with ease

Loving and Kindness

May all beings be happy, healthy and whole.

May they have love, warmth and affection.

May they be protected from harm, and free from fear.

May they be alive, engaged and joyful.

May all beings enjoy inner peace and ease.

May that peace expand into their world

and throughout the entire universe.

- The Buddha

my journey

how I started

七年前、オーストラリアでこの言葉、Loving & Kindnessに出会いました。
メッタ・メディテーション（慈悲の瞑想）のLoving and Kindness（愛と優しさ）です。
「メッタ」とは「パリ語」で「慈悲の心」という意味があります。

レッスンを始める前に、私自身のセルフラブジャーニーについて少しお話させてください。

当時、元夫との関係が上手くいかず、毎日悩んでいました。結婚を機に軽い気持ちでオーストラリアのバイロンベイへ移住し、国際結婚を甘くみたことで、様々な壁にぶち当たりました。自分で彼と結婚すると決め、自分で移住を決意し、自分で海を渡り嫁いだはずなのに、辛いことがある度に日本に残してきた家族や友人、そしてキャリアを恋しく思い、人生丸ごと移動させた「可哀想な私」の思いを汲んでくれない夫に腹を立てていました。その当時は他責で生きていたのです。

とどめに彼のお母さんにこう言われます。「あなたは家族や友達がいないと幸せを感じられないの？」その言葉にはっとしました。捉え方によってはきつい一言かもしれません。でも私の耳には届いたのです。

確かに、誰かに幸せにしてもらうことばかり考えていたかもしれない…。それに気がついた瞬間から自分と向き合う旅が始まりました。初めは本を読んだり、様々な記事を読んだり、動画を見たりしたけれど、腑に落ちず…。そんなある日、Loving and Kindnessに出会います。

その日、仕事の一貫でサポートをしていたヨガセンターにヨガを受けにいきました。確か、ビビアンという名の素敵なオーストラリア人女性の先生だったと記憶しています。レッスンの終わりに、静寂の中、生徒の私たちはシャバーサナ（死体のポーズ）をしていました。ほのかに汗をかいた体にビビアンの声が優しく響きます。

continues.

self-love

「自分のことを愛するように、大切なあの人を愛せていますか？」

「通りすがりのあの人も、苦手なあの人も、同じように愛せていますか？」

「自分のことを愛していますか？」

「誰かのことを考える前に、自分に優しくしていますか？」

この問いかけが始まった途端、熱いお湯の入った風船がパチンと破裂するように、感情が溢れ出しました。
横になった顔の頬に涙がつたい、ただただ続く言葉に耳を傾けるのが精一杯でした。

他人や、苦手な人を愛するなんて、、、どういうことか分からないけれど、この言葉が胸に突き刺さる。それどころか、最近彼に優しく出来たことすらなかったかもしれない。

「自分を愛するって、なに...？」
あれから七年この問いと向き合い続け、今こうして本を書いているのは、実は答えが出たからではありません。私たちは人間です。この地球上に存在するあらゆる事や感情を学ぶために今ここに存在しています。これは一生をかけて探求する人生のテーマであり、何かに無我夢中になり忘れては思い出し、その度に愛を深めていく旅、人生そのものです。現在までの私の経験をシェアすることで、私自身が自分を救ったように、通りすがりのあの子、そしてこれを読んでいるあなたがあなたを救う手伝いが出来るかもしれないと思い、筆を取りました。

日本で生まれ育ち、「自分、自分という人は自己中である」と教えられてきた私たちにとって、この日本の文化の中で、大きな声でそれを主張することは必ずしも必要ではないかもしれません。だけれど私は心の中でひっそりと、自分を愛し可愛がっています。

あなたの旅をこっそりとサポートできますように。
愛を込めて。Chiharu x

what is self-love?

セルフラブとは、自己を愛することです。
ありのままの自分を受け入れポジティブ、ネガティブ、
全てを含め無条件に愛します。

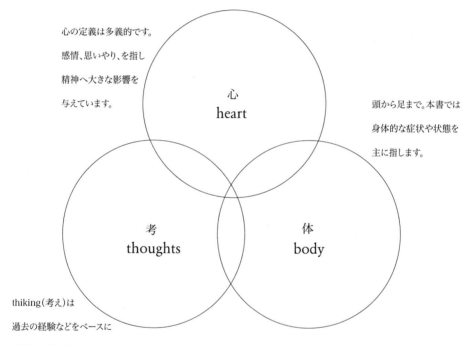

心の定義は多義的です。感情、思いやり、を指し精神へ大きな影響を与えています。

頭から足まで。本書では身体的な症状や状態を主に指します。

thiking（考え）は過去の経験などをベースに状況を一定に保つため活動する頭の働きを指します。

自分を愛するメソッドを12個取り組むにあたり、「心」「考え」「体」のそれぞれどこへアプローチしているかを意識しながら進めていただきます。ここに行動が加わり、それぞれが影響を与え合い、日々の精神状態が変化しています。

why is self-love important?

「自分を愛するとどうなるのか？」

これはレッスンが終われば資格の証書を受け取り学びが終了する短期的なことではありません。生きる上で、常に実践していくことが欠かせない三度のご飯と同様のライフラインです。

自分に対する愛は、体調や精神を崩した時によく効くお薬です。愛の元に生きていると、見える現実が変わってゆきます。その反対に、自分に対して愛のない行動を起こすと、心身ともに痛み、結果的に、望まない現実を作り出してしまいます。

- 漠然とした不安を処理できる
- 安心して過ごせる
- 心身を理解でき安定する
- 幸福感に包まれる
- 苛々を抑えられる
- 見える世界が変わる
- 孤独を感じにくくなる
- 恐れではなく愛の元決断できる
- 目の前の現実は自分が創造していると理解できる
- 自分を信じ他人を信用できる
- 他人に優しくなれる
- 人間関係で悩まなくなる
- 嫌なことは断れるようになる

misconception
of self-love

セルフラブ "自己愛" と聞くと、ネガティブな印象を抱く方もいます。その理由として、一見セルフラブのように見える間違ったコンセプトを信じてしまっている人がいたり、実際には精神障害を患っている人がいるからです。自分を苦しめないためにも、セルフラブとは何か、慎重に感じていきましょう。

☐ 自己愛性パーソナリティ障害(ナルシシズム)

　自分自身に満足出来ず、自分が偉大であると思いこみ、そのように振る舞い、陶酔する障害。自分は特別であり、関わる人物も特別な人のみだと信じている。故に嫉妬をしたり、相手をコントロールしようとしたりする。

☐ わがまま

　自分の望みを突き通すために、他人への配慮に欠けていている行為。自分だけよければ良い、とにかくやりたい放題出来ればいいという考え。

☐ 自己憐憫(れんびん)

　自分を悲劇のヒロインだと思い込む様子。自分の置かれた状況、または運命丸ごと、可哀想な状態だと悲しみ振る舞う状態。

difference between

self-love and others

セルフラブとそれらの違い

・自己を愛することは同時に他者を愛することでもある。

・自己愛は、"ありのまま"を受け入れ愛することであり、不満を補うために足すものではない。現在持っているものに感謝し、現状を有り難く受け入れ愛することである。

下記に例を記載しました。

例)

× 自分は美しくない。だからダイエットに成功してメイクをすれば美しくなれる。
◯ コンプレックスはあるけれど、それも含めて自然な自分が美しいと思う。

× 自分はダメなところばかりだ。だからダメなところを全て克服すれば上手くいく。
◯ 上手く出来ないこともあるけれど、上手なこともある。このままで大丈夫だ。

× 一人が好き。他人がいると合わせなくてはいけないし、好き放題出来ないから。
◯ 一人が好き。自分の時間を楽しめるから。他人といるのも大丈夫。自分のしたいことと相手のしたいことを話し合えば、分かり合えるから。

self-love test

score dose not matter but your feeling dose.

まずは自分を知りましょう。現状あなたはどのような状態であるか把握します。
当てはまる項目にチェックをしてください。出来ていないから悪いということではありません。
自分の心の声を正直に受け止めること自体が自己愛の第一歩です。

心

- ☐ 気分が落ち込むことが定期的にある
- ☐ 漠然とした不安がある
- ☐ 自分がどう感じているか分からないことが多い
- ☐ 感情を表に出せない
- ☐ 悲しいことがあるとなかなか抜け出せない
- ☐ 自分の気持ちに反した選択をすることが多い
- ☐ 自分より他人を優先することがある
- ☐ 自分に自信がない

考

- ☐ 完璧にしないと気が済まない
- ☐ 何かをしてもらうと罪悪感を感じる
- ☐ 将来を考えると不安になる
- ☐ 嫌なことにNOと言えない
- ☐ 手伝って欲しいと言い出せない
- ☐ もっと頑張らなきゃいけないと思う
- ☐ 誰かと比べる
- ☐ 好きなことが何か分からない

体

- ☐ 先天的なもの以外でよく体調不良がある
- ☐ ストレスにより体調を崩すことがある
- ☐ 食べ過ぎる時や、食べられない時がある
- ☐ ストレス発散でアルコール摂取や喫煙をすることがある
- ☐ 体重の増減が激しい
- ☐ 身体にコンプレックスがある
- ☐ 自分に満足できないことが理由でダイエットや整形をする
- ☐ 素顔の自分は不細工だと思う

how do I feel?

チェックを入れた項目に関して、現状をもう一度振り返る必要がありそうです。一つ一つの質問に向き合っていただくだけでも、自分の気持ちや現状を確認することができていますので、なぜそれにチェックを入れなければいけなかったのか、感じたことをメモしておきましょう。

私の心の状態は…

私の考え方は…

私の体の状態は…

10 min journal.

私にとってのセルフラブとは...?

what is this book for you?

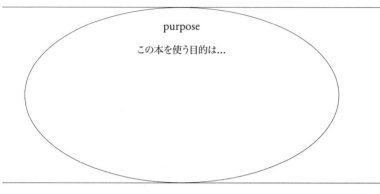

purpose
この本を使う目的は...

今の気持ち

この本を使い終わる頃に感じていたいこと

12 months of
self-love practice

12のセルフラブメソッドです。month1〜6までは本書partIで、
7〜12はpartIIで解説しています。

month 1 自分との距離を縮める	**month 2** ジャーナリング
month 3 デジタルデトックス	**month 4** マインドフルネス瞑想
month 5 運動・自分の体と付き合う	**month 6** 睡眠リチュアル
month 7 受け入れる	**month 8** 自他と過去を赦す
month 9 メッタ瞑想	**month 10** 真面目を手放す
month 11 自分との距離を縮める	**month 12** セルフハグ

month 1
the realationship with myself

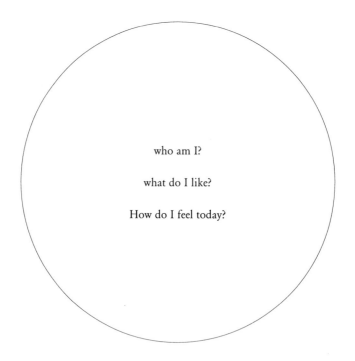

who am I?

what do I like?

How do I feel today?

We were born to
be real,
Not to be perfect.

I am always
the best version
of myself.

month 1
自分との距離を縮める

1ヶ月目は自分自身に「やっほー！自己愛ワーク始めるから
よろしくね！」と伝えることから始めましょう。
誰かと近づきたいと願うとき、もっと知りたい、と思いますよね。
そこから距離が縮まるように、自分に今一番の関心を向けましょう。

category
心

---

the work for ... 効果

- 「○○」(あなたの名前)の存在に気づける
- 一番の理解者、親友になれる
- 些細な感情に気づける
- 本音に気づける
- ポジティブもネガティブも受け入れられる

rules ... 掟

一、自己愛一日してならず

一、自分への関心は生涯向け続けること

一、心の声を聞く、軽視してはいけない

一、他人の声の前に自分の声

一、自分を無視しない

say hi to myself.
write my feeling

私はどんな人？私は私をどう思っている？

好きなことは？

嫌いなことは？

why am I on this book?
write my feeling

この自己愛ワークを始めたきっかけは？

始めてどう感じている？

現時点での自己愛はどんな感じ？

what do I like?
write my feeling

私が心地の良いと感じる瞬間は...

good habits

日々、自分と心地良く過ごせるよう、自分のオリジナルの習慣を作りましょう。

食事の習慣　大切な人に何を食べさせてあげたい？それを自分に食べさせてあげましょう。

声かけの習慣　大切な人に朝起きた時、夜寝る時、なんて声をかけて欲しい？
その言葉を、あなたがあなたにかけましょう。

make my own

日々、自分と心地良く過ごせるよう、自分のオリジナルの習慣を作りましょう。

難しいな、と感じることがあれば「大切な人にしてあげたいこと」「大切な人にして欲しいこと」
を想像する癖をつけましょう。客観的に見ると、家族や恋人にはあんなに尽くしているのに、
自分にそれをするなんて…または、大切な人にこうして欲しいと思っていたけれど、
実際それは欲を満たすだけのことで愛ではなかったかも…など、様々な気付きがあると思います。
一ヶ月目は、是非、自分と恋人になった気分で、客観視してみてくださいね。

今月の気付きは…

10 min journal.

month1を終えて...気付き、感じたこと

mandala coloring

曼荼羅の塗り絵は心を整える効果があります。

自分との関係について感じながら色を塗りましょう。

month 2
talking with myself

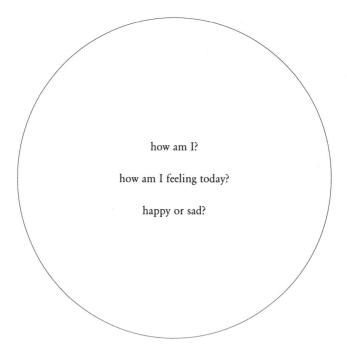

how am I?

how am I feeling today?

happy or sad?

Love yourself.
Be clear on how
you want to be treated.

know your worth
always.

month 2
紙の上で自分と対話する

二ヶ月目は、ジャーナリングをします。
あった出来事を淡々と書く日記とは異なり、
その日の自分の感情や、思考を紙に置き、
自分と対話するよう意識して取り組みましょう。

category

心

the work for ... 効果

・なぜそう感じているのか理解出来る

・自分のパターンに気付ける

・日々の行動パターンが客観視出来る

・現状の変え方が分かるようになる

・漠然な不安から解放される

rules ... 掟

一、ネガティブは悪くない、正直に書く

一、振り返りを怠らない

一、感情を紙に置いたら、頭からは消える

一、気付いたら行動を起こす

一、他人に言えなくても自分には打ち明ける

conversation

本書の後半部分を一ヶ月分のジャーナリングページにしています。出来れば毎日、書けない日がある場合も、継続することが大切です。また、定期的に振り返ることが気付きに繋がります。一ヶ月後に設けた分析ページで自分を客観視しましょう。

【ジャーナリングノートの書き方】

Date = 日付

Weather = 天気　気温や気圧の変化が心身に影響を与えているかチェック。

Sleep hour = 睡眠時間　何時間の睡眠を取ると自分にとってベストかチェック。

mood tracker = 気分　10を最高としてその日の気分をチェック。

thoughts & feelings & act & physical sensation = 認知行動療法（次ページ）

any advise or compliments = その日の分析を見て、自分自身に言葉をかける。
褒める、アドバイス、改善点、思いやり、など

3 things that made you feel happy today = 今日、自分を幸せに感じさせてくれた出来事を3つ。

how I took care of myself today = 今日自分を労ったこと、思いやったこと

その下のmeditation（瞑想）、healthy food（健康的な食事）、excercise（運動）
には実施したものに〇をつけましょう。

affimation of the day = その日の自分を労わる、愛のある言葉を一つ。

I am greatful for ... = 感謝したいこと

認知行動療法とはその状況やストレスの原因などを分析し、自分自身で行動や考えをコントロール出来るようになる心理療法のひとつでです。認知(思考)、感情、行動、身体的影響はお互いに影響を与えてあっており、どれかひとつでも変わると、他の全ても変わります。それぞれを分けて客観的に見る練習をすることで、状況が把握出来、漠然とした不安の解決に効果があります。

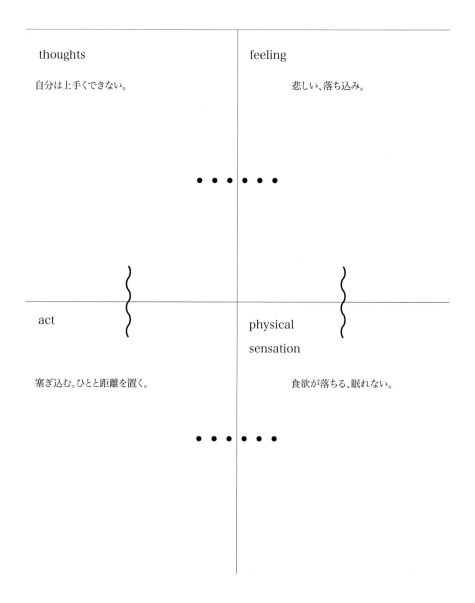

「自分の感情が分からない」という場合は、下記に感情のスケールを記載しています。
迷った時はこの表からピンとくるものを選びましょう。

1	喜び、気づき、力があるという感覚、自由、愛、感謝	波動が高い
2	情熱	
3	熱意、意欲、幸福	
4	前向きな期待、信念	
5	楽観的な姿勢	
6	希望	
7	満足	
8	退屈	
9	悲観的な姿勢	
10	不満、苛立ち、焦り	
11	打ちのめされている状態	
12	失望	
13	疑い	
14	心配	
15	避難	
16	落胆	
17	怒り	
18	復讐心	波動が低い
19	嫌悪、憤り	
20	嫉妬	
21	不安、罪悪感、自信喪失	
22	恐れ、悲しみ、うつ状態、絶望、無力感	

注："感情のスケール"引用「願えば、かなうエーブラハムの教え」エスターヒックス著

38

self-love journal

ジャーナリングの付け方例

Date / 2025/10/8　　　　*Weather* / 雨ときどき曇り　　　*Sleep hour* / 8

mood tracker　　　1　2　3　4　5　6　⑦　8　9　10

---

thoughts

明日の旅行の準備をしなくちゃ。
楽しみな反面、心配だな。
忘れ物してないかな。

● ● ● ● ●

feelings

喜び。わくわく...ときどき
あと不安。
焦り。

---

act

買い物へ。忘れ物がないかチェックリストを作ったのでそれを見て買い出し。

● ● ● ● ●

physical sensation

なんだか少し頭痛がする。
バタバタで疲れも。

---

any advice or compliments for yourself?

頭が痛いのは、天気のせいもあるかも。不安を解消するためにチェックリストを作って、実際に買い出しに行ったおかげで、わくわくの方が強くなったと思う。自分で自分のご機嫌とってあげられた♡

嬉しい！旅行は挑戦だ。普段とは違う生活だから、予期せぬことも慌てず楽しみたいな。

3 things that made you feel happy today

- 明日は自分を旅行に連れて行く日。思い切ってよかった

- 夜食べたお味噌汁我ながら上出来。美味しく出来た

- 温かいお布団、気持ち良い〜

how I took care of myself today

お風呂の後、また少し不安になってきたから、ラベンダーの精油で作ったアロマオイルで全身をマッサージした。たった15分だけど気持ちが全然違う。ジャーナリングで自分の気持ちとも向き合った。私は不安な気持ちになりやすいけど、そんな面も支えてあげたいな。

meditation （healthy food） excercise

affimation of the day

人と比べなくて大丈夫。

私は私。

ありのままで大丈夫。

大好きだよ！

I am greatful for …

明日持っていく荷物を

配達のお兄さんが届けてくれた

天気が悪い中、時間通りに配達してくれる人が

いるって本当にありがたいな。ありがとう。

self-love journal

まずは今日のノートをつけてみましょう。

Date /   *Weather /*   *Sleep hour /*

mood tracker   *1   2   3   4   5   6   7   8   9   10*

thoughts | feelings

• • • • • •

act | physical sensation

• • • • • •

any advice or compliments for myself?

_____

_____

_____

3 things that made me feel happy today

-
-
-

how I took care of myself today

meditation   healthy food   excercise

affimation of the day

I am greatful for ...

10 min journal.

month2を終えて...気付き、感じたこと

mandala coloring

自分と対話しながら塗りましょう。今、どんな気持ち…?

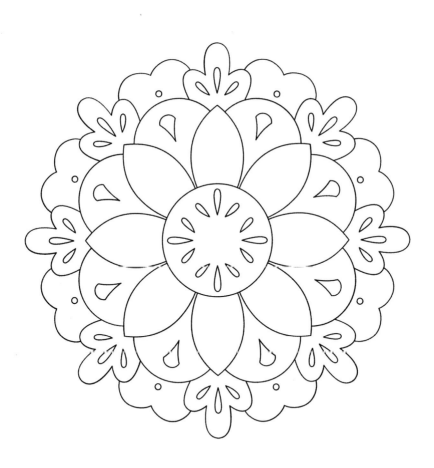

month 3
digital detox

how is it influencing me?

which one is my thouths?

which one is my favorite?

Love yourself enough
to
set boundaries.

your energy
and time are precious.

month 3
デジタルデトックス

三ヶ月目は、自分の思考や好みに影響を与える外的要素に気が付き、純粋な自分に立ち返る作業を行います。大きな要因のひとつとして、携帯やPCを一定の期間使わないデジタルデトックスを行います。

category

考

the work for ... 効果

- 自分の好きなことに気づく
- 時間の使い方を見直せる
- 他人と比べても意味がないと気づく
- 空いた時間を有意義に使える
- 自由を感じられる

rules ... 掟

- 一、決めたら最後まで通す
- 一、期間に気付いたことをメモしておく
- 一、やらされていると感じるなら辞める
- 一、代わりに趣味や好きなことを探す
- 一、自分で考える力を養う

why is digital detox important?

SNSは意図的に情報を探しにいくことを忘れずに使用出来れば時に有効性のあるツールです。また、ビジネスや自分の考えを発信する場としても多いに活用出来ます。一方で、意味を持たないスクロールは大変危険です。気付かないうちに情報過多となり、どれが自分の考えか他人の考えか見分けがつかなくなります。私の講座の受講生で、自分の好きなことが定まらない方はSNSを多く見ている傾向がありました。SNSにより分泌されるドーパミンは麻薬と同レベルの中毒症状を引き起こす可能性があります。

また、LINEやメッセージなどで常に誰かと連絡を取っていないと不安な場合、健康な状態とは言えません。本来、私たちはそれぞれの個体であると同時に、エネルギーであり、ひとつです。決して一人では生きていけないように、心配をしなくても一人になることはありません。安心して過ごしましょう。自分や他人を信用出来るようになるためにも、期間を決めて全てから距離を置き、自分の時間を作りましょう。

how do we do it?

まずは次のページに先週の使用時間を書き出し、その後で自分のデジタルデトックススケジュールを立てましょう。無理のない範囲で、決して自分を追い込まずに、楽しんで時間を過ごしてください。

期間中は、必要な連絡を済ませ、必要な場合は予め周囲に事情を伝えましょう。準備が出来たら携帯やPCなど電子機器の電源をオフにします。その期間に気付いたことは本書やノートにメモしましょう。終了後も、感想や感じたことをまとめましょう。

self retreat schedule

how long?   *1   2   3   4   5   6   7   8   9   10*   days

Date / _____

マイルール

始める前の気持ち	目標、この体験から得たいこと

how do I feel?

write down ... デジタルデトックスをするにあたりどんな心境?

期間中に楽しかったこと、幸せだったこと

SNSが自分に与えていると思う影響

誰とも連絡をとらないことで気付いたこと

全体的な感想・今後のデジタルとの付き合い方

10 min journal.

month3を終えて...気付き、感じたこと

mandala coloring

自分の純粋な声、好みを感じながら塗りましょう。

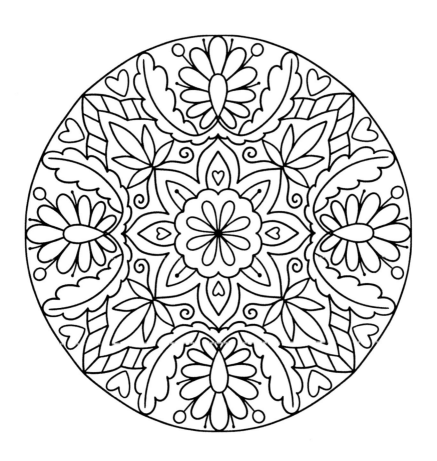

month 4
mindfulness meditation

keep taking

your time for

yourself until

you are you

again.

month 4

マインドフルネス瞑想

四ヶ月目は、思考が流れるのを観察し、
最終的に今ここにいることが全てであると
気付く練習をします。

category

考

the work for ... 効果

・自分は何を思考しているか気付ける

・多くの不安は思考が作り出していると知る

・多くの思考は起こらないと気付ける

・ネガティブな思考も受け入れられる

rules ... 掟

一、気付くことが大切

一、一日一分でも継続する

一、出来なくでも自分を責めない

一、少しでも出来たら褒める

一、考えすぎたらま、いっかと唱える

why meditation?

私たちは平均1万2千回〜6万回思考を行っており、その80%はネガティブなものであると実証されています。(参照データ元:米国国立科学財団)例えば、心では「こっちが食べたい!」と感じ、その矢先頭で「でも高いから安い方にしよう」と考えるのが脳の正常な働きです。ネガティブと括ると悪く聞こえますが、危険から自分を守るために、過去のデータや経験をベースに安全な選択を促すのが脳の役割です。感謝すべき機能ですが、行き過ぎると心で感じたことを無視し続ける原因になります。良いバランスを保つために、まずは頭の声に気付きましょう。心で感じる感情と頭で発生する思考が上手く共存できるように頭の声を観察していきましょう。それには瞑想が有効な手段の一つとして挙げられます。特にマインドフルネス瞑想では、頭の声を観察して、次第にそれがただ流れていくことに気付けます。上手く何か一点に集中できるようになってきたら、今ここにあることが全てだと体で感じられるようになります。

how do we do it?

次のページに瞑想方法を記載しました。心地の良い空間で行ってください。終了後は、その次のページに出てきた思考と心の声を書き出します。行ってみた感想と、気付きも記載してください。

mindfulness meditation

1. ゆったりとした服装で、ソファやベッドに座ってください。

2. 528Hzなどの音楽があれば流してください。

3. 普段の呼吸から始めます。自分が呼吸をしていることに意識を向けましょう。

4. 雑念が出てきた場合はそれに気付いてください。

5. 深い呼吸に入ります。4秒で吸い、4秒止め、8秒かけて鼻から吐き出します。

6. 3回続けたら、同じリズムで左右で呼吸をします。右手の親指で右の鼻を塞ぎ、左の鼻から4秒息を吸います。4秒止め、右手の親指で今度は左の鼻を塞ぎ右の鼻から8秒かけて吐き出します。次は逆をします。これを繰り返します。

7. 次に一点に集中します。心にオレンジの光があるのをイメージしてください。

8. そのオレンジの光を感じきり、観察し続けます。

9. 雑念が出てきた場合はそれに気付き、観察してください。

10. オレンジの光を感じながら、周囲の状況を把握していきます。

11. 今ここに自分がいることを感じて、終了します。

what do I think?

どのように感じますか?

clearing mind

what is on your mind? 出てきた雑念

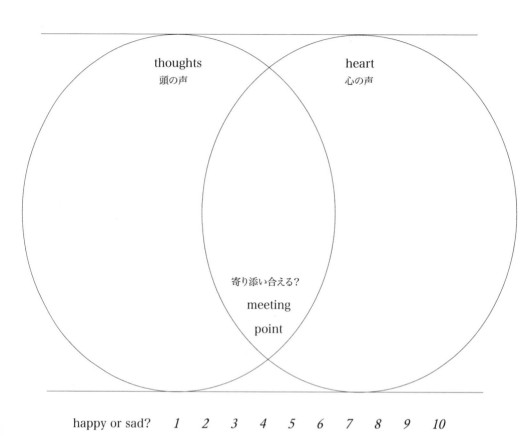

thoughts
頭の声

heart
心の声

寄り添い合える?
meeting
point

happy or sad?   *1   2   3   4   5   6   7   8   9   10*

my ideas

write down ... 気付いたこと

次の瞑想はどのように取り組みたい？

どのくらいの周期で続けられそう？

10 min journal.

month4を終えて...気付き、感じたこと

mandala coloring

自分の頭の声に耳を済ませながら塗りましょう。

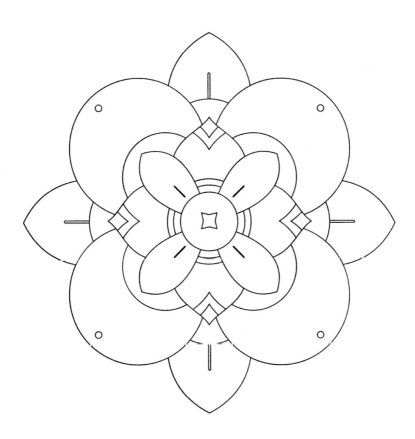

month 5
regular exercise routine

for all of us

need to work out

the best tool for selfcare

It is your body,
own it.
from the top of your head
to the toes.

month 5
体を動かす習慣を作る

五ヶ月目は、基本的すぎて「そんなこと？」と思われるかもしれません。先にお伝えした通り、心、頭、体は互いに影響を与え合っています。心で感じることや頭の声を止められない時、状況を変えるのに一番取り入れやすいのが運動です。

category
体

the work for ... 効果

・マインドフルになれる

・メンタルが安定する

・睡眠の質が上がる

・不安や恐れが減る

・自信が持てる

rules ... 掟

一、忙しい時はジャンプするだけでもOK

一、続けることが大切

一、運動は裏切らない

一、ダイエットのためではない

一、魅力は内側から

why is exercise important?

精神的に落ち込んで、自分を大切に出来ていなかった時に私を助けてくれたのは運動でした。うつ状態の時は立つことさえ難しい時もありますが、最後の力を振り絞り、這いつくばって泣きながら(笑)外へ出て歩き始めると、その時点で視界が明るくなり、一時間も歩くと不思議とごちゃごちゃ考えていたことは消え去ってくれます。運動をすると交感神経が有意な時間が増え、ストレスを軽減し、精神を安定させてくれるセロトニンの分泌が増えます。また、気分を良くするエンドルフィンも運動をしないと減り、変わりにノルアドレナリンという興奮状態にさせる物質が分泌するため、常に不安を感じやすくなります。どうしても気分が乗らない時や時間がない時は、部屋でジャンプをする、好きな音楽を聞いてダンスする、なんでもいいので体を動かしてみましょう。体が疲れることで深い睡眠を促してくれます。また、自分の外見にコンプレックスがある場合も、引き締まっていく自分の体に自信が持てるようになります。人の魅力は、着飾ることで繕うものではなく、内側から出るエネルギーが作るものです。

how do we do it?

68-69Pに自分にあった運動のアイデアと、スケジュールを立てましょう。無理のない範囲で、自分の気持ちと相談しながら何が自分に合っているか想像してみましょう。いくつか試してみて決めるのもおすすめです。また、運動する前と後の気持ちもメモしておきましょう。

70-71Pでは自分の体と向き合いましょう。好きなところ、コンプレックス、ともに優しく触れ、愛していることを伝えてあげてくださいね。

regular exercise routine

what kind of excercise?　自分に合う運動のアイデア

公園で歩く、ランニング、ヨガ、筋トレなど...

どこで出来そう？自宅、近くのジム、など...

mon	tue	wed	thr	fri	sat	sun
◯	◯	◯	◯	◯	◯	◯

memo

how do I feel?

運動してみた感想

運動する前

運動した後

続けられそうですか?

how I feel about me

自分の体の好きなところ

自分の体のコンプレックス

what do I think?

好きなところもコンプレックスも全て包んで、あなたはすでに美しい存在です。運動して疲れた足、腕、胸、そして好きなところ、コンプレックスの箇所も全て自分の手で優しく触れ、癒しましょう。オイルやクリームを使って定期的にマッサージもしましょう。どんな気持ちになりますか?....

10 min journal.

month5を終えて...気付き、感じたこと

mandala coloring

自分の体の好きなところを想像しながら塗りましょう。

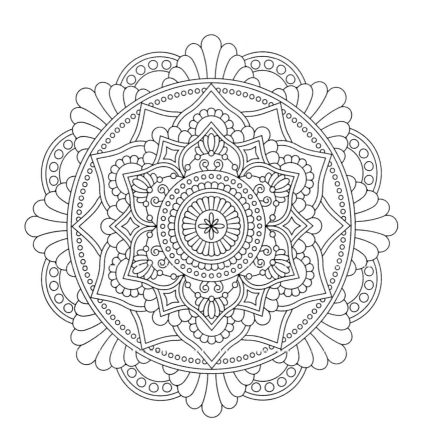

month 6
sleep ritual

before going to sleep

love myself deeply

to remind my subconcious

self care starts

with

good

sleep.

month 6
寝る前の儀式

六ヶ月目は、睡眠とその前のルーティンを見直していきます。
先月の運動と同様、睡眠は基本的なことであるからこそ、
案外見落としがちです。早寝早起きだけが良いという訳ではありません。
自分にあった睡眠儀式を作りましょう。

category

体

---

the work for ... 効果

・幸福度が上がる

・日々の傷やストレスを癒せる

・日々安定した気持ちでいられる

・潜在意識に愛と優しさを記憶させられる

・睡眠の質があがる=人生の質があがる

rules ... 掟

一、他人や社会は気にしない

一、自分に合ったスタイルを見つける

一、仕事より睡眠を選ぶ

一、軽視しない、犠牲にしない

一、体調を崩したらとにかく寝る

why is sleep ritual important?

朝方、夜型は遺伝子で決まっています。朝型の方が良いとされている理由として、太陽の光を長く浴びられること、また社会が朝型用に作られていることが挙げられます。私自身は夜型で、会社に勤めていた時は苦しい思いをしました。朝はどう頑張っても起きられず、毎朝絶望的な気分になっていました。(笑)夜になるにつれ元気になり、夜中はクリエイティブな作業が一番捗る時間です。他人のエネルギーを感じやすいため、人々が寝静まり、外的なエネルギーを感じなくなった時間に集中出来ます。そのため、朝型への憧れは捨て、自分に合った睡眠ルーティンにすることでストレスが軽減され、今ではストレスフリーです。

仕事もフリーランスに転身して、夜は平均2時頃に就寝し、朝は10時頃に起きています。ロングスリーパーの傾向もあるため、そのまま寝ていると10時間以上は寝てしまうのですが、日中に光を浴びないと精神に良くないので、無理のない範囲で起きるようにしています。そのように、無理に自分のタイプを変更しなくても自分が心地よく感じられる方法はあります。

how do we do it?

78Pに例と提案を書きました。78Pに自分だけの儀式を作りましょう。ハーブなど、精油を使用する際は、使用方法や効果をよく確認してください。寝る前に合っているか、自分の状態に合っているか、お店の人にアドバイスをもらうと良いでしょう。

80Pには自分の睡眠パターンを書き出しましょう。朝方なのか夜型なのか、何時間寝るとスッキリするのか、観察してみましょう。(女性はホルモンサイクルにも左右されるので、二週間程度は観察することをおすすめします。)一週間経過後、81Pに感想を書きましょう。

my sleep ritual example

what would I do before sleep? 自分のための睡眠儀式

私の体に寝ることを知らせる儀式は...

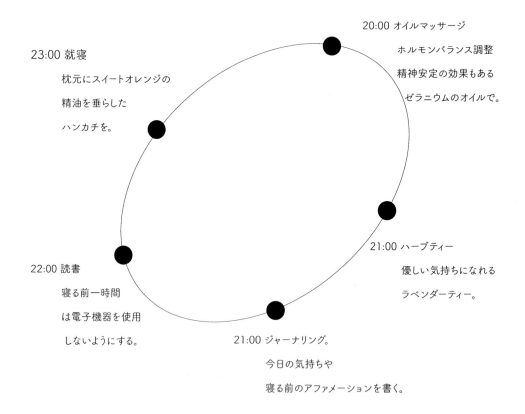

20:00 オイルマッサージ
ホルモンバランス調整
精神安定の効果もある
ゼラニウムのオイルで。

23:00 就寝
枕元にスイートオレンジの
精油を垂らした
ハンカチを。

21:00 ハーブティー
優しい気持ちになれる
ラベンダーティー。

22:00 読書
寝る前一時間
は電子機器を使用
しないようにする。

21:00 ジャーナリング。
今日の気持ちや
寝る前のアファメーションを書く。

睡眠前に時間をとって、自分と対話をする時間を作りましょう。寝る前に自分の気持ちを聞き、愛の言葉をかけて眠りにつきましょう。「あなたを愛しているよ」「安心してね」など。

my sleep ritual

what would I do before sleep?

左のページを例に自分の睡眠儀式を書き出しましょう。

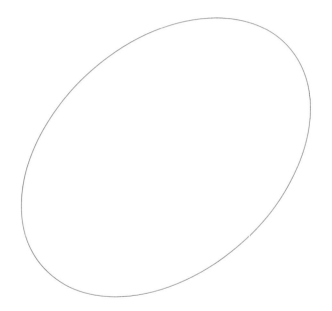

寝る前の愛の言葉は...

sleep note

自分の睡眠のサイクル

取り入れたい儀式

how do I feel?

睡眠儀式を取り入れ一週間。心境や睡眠の質、生活は変わった？気付きは…

10 min journal.

month6を終えて...気付き、感じたこと

mandala coloring

どんな夢を見た？眠る時の心地良さを想像しながら塗りましょう。

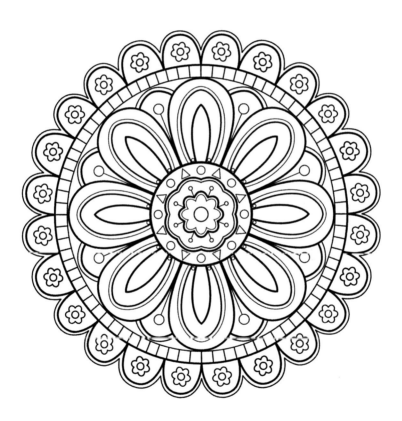

> Dear me

I am deeply deeply loved.
I am peaceful.
I am enough.
It is ok to not be ok.
I can let go of negativity.
I choose to let go of fear, and focus on love.

I love you darling.
You are beautiful, just as you are.
Do not you worry,
I am by your side, always,
no matter what happens.

It is gonna be ok

the everyday *Journal*

10min of me time

be nice to myself

self-love journal

Date /   Weather /   Sleep hour /

mood tracker   1   2   3   4   5   6   7   8   9   10

thoughts | feelings

• • • | • • •

act   } | physical   }
                                        sensation

• • • | • • •

any advice or compliments for myself?

_____

_____

_____

3 things that made I feel happy today

-
-
-

how I took care of myself today

meditation   healthy food   excercise

affimation of the day

I am greatful for ...

self-love journal

Date / *Weather /* *Sleep hour /*

mood tracker 1 2 3 4 5 6 7 8 9 10

thoughts | feelings

• • • | • • •

act | physical sensation

• • • | • • •

any advice or compliments for myself?

3 things that made I feel happy today

-
-
-

how I took care of myself today

meditation   healthy food   excercise

affimation of the day

I am greatful for ...

self-love journal

Date /   Weather /   Sleep hour /

mood tracker   1   2   3   4   5   6   7   8   9   10

thoughts | feelings

• • • | • • •

act | physical sensation

• • • | • • •

any advice or compliments for myself?

_____

_____

_____

3 things that made I feel happy today

-
-
-

how I took care of myself today

meditation   healthy food   excercise

affimation of the day

I am greatful for ...

self-love journal

Date / *Weather /* *Sleep hour /*

mood tracker   1   2   3   4   5   6   7   8   9   10

thoughts | feelings

• • • | • • •

act $\Big\}$ | physical sensation $\Big\}$

• • • | • • •

any advice or compliments for myself?

_____

_____

_____

3 things that made I feel happy today

-
-
-

how I took care of myself today

meditation   healthy food   excercise

affimation of the day

I am greatful for ...

self-love journal

Date /   Weather /   Sleep hour /

mood tracker   1   2   3   4   5   6   7   8   9   10

thoughts	feelings

• • • | • • •

act } | physical sensation }

• • • | • • •

any advice or compliments for myself?

_____

_____

_____

3 things that made I feel happy today

-
-
-

how I took care of myself today

meditation   healthy food   excercise

affimation of the day

I am greatful for ...

self-love journal

Date / *Weather /* *Sleep hour /*

mood tracker 1 2 3 4 5 6 7 8 9 10

thoughts | feelings

act | physical sensation

any advice or compliments for myself?

3 things that made I feel happy today

-
-
-

how I took care of myself today

meditation   healthy food   excercise

affimation of the day

I am greatful for ...

self-love journal

Date /　　　　Weather /　　　　　Sleep hour /

mood tracker　　　1　2　3　4　5　6　7　8　9　10

thoughts　　　　　　　　　　feelings

act　　　　　　　　　　　　physical sensation

any advice or compliments for myself?

3 things that made I feel happy today

-
-
-

how I took care of myself today

meditation   healthy food   excercise

affimation of the day

I am greatful for ...

self-love journal

Date / *Weather /* *Sleep hour /*

mood tracker *1 2 3 4 5 6 7 8 9 10*

thoughts	feelings
act	physical sensation

any advice or compliments for myself?

3 things that made I feel happy today

-
-
-

how I took care of myself today

meditation   healthy food   excercise

affimation of the day

I am greatful for ...

self-love journal

Date / *Weather /* *Sleep hour /*

mood tracker 1 2 3 4 5 6 7 8 9 10

thoughts | feelings

act | physical sensation

any advice or compliments for myself?

3 things that made I feel happy today

-
-
-

how I took care of myself today

meditation   healthy food   excercise

affimation of the day

I am greatful for ...

self-love journal

Date /   Weather /   Sleep hour /

mood tracker   1   2   3   4   5   6   7   8   9   10

thoughts   feelings

• • • • • •

act   }   physical   }
                              sensation

• • • • • •

any advice or compliments for myself?

_____

_____

_____

3 things that made I feel happy today

-
-
-

how I took care of myself today

meditation   healthy food   excercise

affimation of the day

I am greatful for ...

_____

_____

_____

_____

self-love journal

Date / *Weather /* *Sleep hour /*

mood tracker   1   2   3   4   5   6   7   8   9   10

thoughts | feelings

act | physical sensation

any advice or compliments for myself?

3 things that made I feel happy today

-
-
-

how I took care of myself today

meditation   healthy food   excercise

affimation of the day

I am greatful for ...

self-love journal

Date /   *Weather /*   *Sleep hour /*

mood tracker   1   2   3   4   5   6   7   8   9   10

thoughts	feelings
	• • • | • • •
act	physical sensation
	• • • | • • •

any advice or compliments for myself?

3 things that made I feel happy today

-
-
-

how I took care of myself today

meditation   healthy food   excercise

affimation of the day

I am greatful for ...

_____

_____

_____

_____

self-love journal

Date /   Weather /   Sleep hour /

mood tracker   1   2   3   4   5   6   7   8   9   10

thoughts | feelings

act | physical sensation

any advice or compliments for myself?

_____

_____

_____

3 things that made I feel happy today

-
-
-

how I took care of myself today

meditation   healthy food   excercise

affimation of the day

I am greatful for ...

self-love journal

Date /   *Weather /*   *Sleep hour /*

mood tracker   1 2 3 4 5 6 7 8 9 10

thoughts | feelings

• • • | • • •

act } | physical sensation }

• • • | • • •

any advice or compliments for myself?

3 things that made I feel happy today

-
-
-

how I took care of myself today

meditation   healthy food   excercise

affimation of the day

I am greatful for ...

self-love journal

Date /   Weather /   Sleep hour /

mood tracker   1   2   3   4   5   6   7   8   9   10

thoughts   feelings

• • • • • •

act   physical sensation

• • • • • •

any advice or compliments for myself?

_____

_____

_____

3 things that made I feel happy today

-
-
-

how I took care of myself today

meditation   healthy food   excercise

affimation of the day

I am greatful for ...

---

self-love journal

Date /   Weather /   Sleep hour /

mood tracker   1   2   3   4   5   6   7   8   9   10

thoughts | feelings

• • • • • •

act   }   physical   }
                                  sensation

• • • • • •

any advice or compliments for myself?

_____

_____

_____

3 things that made I feel happy today

-
-
-

how I took care of myself today

meditation   healthy food   excercise

affimation of the day

I am greatful for ...

_____

_____

_____

_____

self-love journal

Date /　　　　Weather /　　　　　　Sleep hour /

mood tracker　　1　2　3　4　5　6　7　8　9　10

thoughts	feelings
act	physical sensation

any advice or compliments for myself?

3 things that made I feel happy today

-
-
-

how I took care of myself today

meditation   healthy food   excercise

affimation of the day

I am greatful for ...

self-love journal

Date /   *Weather /*   *Sleep hour /*

mood tracker   1   2   3   4   5   6   7   8   9   10

thoughts | feelings

• • • | • • •

act | physical sensation

• • • | • • •

any advice or compliments for myself?

3 things that made I feel happy today

-
-
-

how I took care of myself today

meditation   healthy food   excercise

affimation of the day

I am greatful for ...

self-love journal

Date /   Weather /   Sleep hour /

mood tracker   1   2   3   4   5   6   7   8   9   10

thoughts | feelings

• • • | • • •

act   { | physical   {
                            | sensation

• • • | • • •

any advice or compliments for myself?

_____

_____

_____

3 things that made I feel happy today

-
-
-

how I took care of myself today

meditation   healthy food   excercise

affimation of the day

I am greatful for ...

self-love journal

Date / *Weather /* *Sleep hour /*

mood tracker *1 2 3 4 5 6 7 8 9 10*

thoughts | feelings

act | physical sensation

any advice or compliments for myself?

3 things that made I feel happy today

-
-
-

how I took care of myself today

meditation   healthy food   excercise

affimation of the day

I am greatful for ...

self-love journal

Date /   *Weather /*   *Sleep hour /*

mood tracker   *1   2   3   4   5   6   7   8   9   10*

thoughts	feelings
• • •	• • •
act }	physical sensation }
• • •	• • •

any advice or compliments for myself?

3 things that made I feel happy today

-
-
-

how I took care of myself today

meditation   healthy food   excercise

affimation of the day

I am greatful for ...

self-love journal

Date /   *Weather /*   *Sleep hour /*

mood tracker   *1*   *2*   *3*   *4*   *5*   *6*   *7*   *8*   *9*   *10*

thoughts	feelings
	• • • • • •
act	physical sensation
	• • • • • •

any advice or compliments for myself?

_____

_____

_____

3 things that made I feel happy today

-
-
-

how I took care of myself today

meditation   healthy food   excercise

affimation of the day

I am greatful for ...

self-love journal

Date / *Weather /* *Sleep hour /*

mood tracker 1 2 3 4 5 6 7 8 9 10

thoughts	feelings
act	physical sensation

any advice or compliments for myself?

3 things that made I feel happy today

-
-
-

how I took care of myself today

meditation   healthy food   excercise

affimation of the day

I am greatful for ...

self-love journal

Date /　　　　　*Weather /*　　　　　*Sleep hour /*

mood tracker　　　*1　2　3　4　5　6　7　8　9　10*

thoughts　　　　　　　　　feelings

• • •　• • •

act　　　　　　　　　　　physical sensation

• • •　• • •

any advice or compliments for myself?

3 things that made I feel happy today

-
-
-

how I took care of myself today

meditation   healthy food   excercise

affimation of the day

I am greatful for ...

_____

_____

_____

_____

self-love journal

Date /   Weather /   Sleep hour /

mood tracker   1   2   3   4   5   6   7   8   9   10

thoughts | feelings

• • • | • • •

act   } | physical sensation   }

• • • | • • •

any advice or compliments for myself?

---

3 things that made I feel happy today

-
-
-

how I took care of myself today

meditation   healthy food   excercise

affimation of the day

I am greatful for ...

_____

_____

_____

_____

self-love journal

Date /　　　　*Weather /*　　　　　　*Sleep hour /*

mood tracker　　　*1*　*2*　*3*　*4*　*5*　*6*　*7*　*8*　*9*　*10*

thoughts　　　　　　　　　　feelings

act　　　　　　　　　　　　physical sensation

any advice or compliments for myself?

3 things that made I feel happy today

-
-
-

how I took care of myself today

meditation   healthy food   excercise

affimation of the day

I am greatful for ...

self-love journal

Date / *Weather /* *Sleep hour /*

mood tracker 1 2 3 4 5 6 7 8 9 10

thoughts	feelings
act	physical sensation

any advice or compliments for myself?

3 things that made I feel happy today

-
-
-

how I took care of myself today

meditation   healthy food   excercise

affimation of the day

I am greatful for ...

self-love journal

Date /   *Weather /*   *Sleep hour /*

mood tracker   *1   2   3   4   5   6   7   8   9   10*

thoughts	feelings
act	physical sensation

any advice or compliments for myself?

3 things that made I feel happy today

-
-
-

how I took care of myself today

meditation   healthy food   excercise

affimation of the day

I am greatful for ...

self-love journal

Date /   *Weather /*   *Sleep hour /*

mood tracker   *1   2   3   4   5   6   7   8   9   10*

thoughts	feelings
act	physical sensation

any advice or compliments for myself?

3 things that made I feel happy today

-
-
-

how I took care of myself today

meditation   healthy food   excercise

affimation of the day

I am greatful for ...

self-love journal

Date / *Weather /* *Sleep hour /*

mood tracker   1   2   3   4   5   6   7   8   9   10

thoughts | feelings

act | physical sensation

any advice or compliments for myself?

3 things that made I feel happy today

-
-
-

how I took care of myself today

meditation   healthy food   excercise

affimation of the day

I am greatful for ...

_____

_____

_____

_____

self-love journal

Date /   *Weather /*   *Sleep hour /*

mood tracker   *1   2   3   4   5   6   7   8   9   10*

thoughts   feelings

act   physical sensation

any advice or compliments for myself?

3 things that made I feel happy today

-
-
-

how I took care of myself today

meditation   healthy food   excercise

affimation of the day

I am greatful for ...

after 1 month of journaling
analyse myself

mood trackerはどの数字が多いですか?

mood tracker　　*1　2　3　4　5　6　7　8　9　10*

memo

thoughts(考)はどんな内容が多い?　　| feelings(心)はどう感じていますか?

act(行動)は日々どうですか?　　| physical sensation (身体)
　　　　　　　　　　　　　　　　　| の調子はどうですか?

how do I feel?
write my feeling

自分にとって幸せだと感じることは？

自分との距離は縮まりましたか？

afterword

数ある中からこの本をお手に取っていただき、

心の底から感謝申し上げます。

ありがとうございます。

私はあなたに幸せでいてほしい。

一度きりの人生、思い切り楽しく後悔なく送ってほしい。

当初12のメソッドをひとつの本にまとめようと思っていたのですが

書いているうちにあれもこれも入れたい

としているうちに、12個全部を載せては

ひとつずつの内容が薄くなってしまう...と思い直し

二冊に分けることにしました。

1メソッドにつき一ヶ月という期間を設けたのは、

友人を始め、今まで講座の受講生やコンサルでたくさんの方と

関わらせていただいた中で、

これらのテーマは一日で突然自分のものに出来る

簡単な内容ではないと感じてきたからです。

知識を入れることは出来ます。

ただそれを実践しながら、自分に落とし込み

本当の意味で理解するまでには

長い時間がかかります。

私自身、この人生で何度も

破壊と再生を繰り返してきました。

またいつかどこかでお話しようと思うのですが

本当に色々なことが起こりました。

そのおかげでこうして魂レベルで

伝えたいことに出会えました。

有難いことです。

ご先祖様、そしてスピリットたち、宇宙に感謝です。

私を私が救えたように

生きている限り、

あなたにもあなたを救えます。

自分が自分の一番の理解者となり、どんなことが訪れても

どんな自分でも、笑っても、泣き狂って

めちゃくちゃ不細工になっても(愛)

どんな自分もぜーんぶ愛おしい、愛してる！と感じられる日がきます。

愛を込めて。　　　　　　　2024年12月8日　　　長倉千春

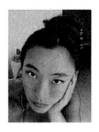

Chiharu Nagakura (@chiionholiday)

東京都柴又出身。幼少期に生死、見えない世界に恐怖と興味を抱く。高校時代に日本の社会の在り方に違和感を感じ、二十代前半で渡加。その後14年間、半分は国内で半分は国外で過ごし西洋と東洋の違いを学ぶ。三十代で女性の自立をテーマにした出版社を立ち上げ、現在は人生を自由に生きるマインドセットを伝えるクラスを開校。
大学で心理学を専修中。

The Theraphy Workbook
12 self-love practice methods

発行元　株式会社QUINCCE

　　　　Jane Publishers

　　　　chiionholiday@gmail.com

　　　　ご連絡はE-mailにてお願いいたします。

発行人　長倉　千春

発行日　2024年12月8日

制　作　cosmic temple (@_cosmictemple_)

printed in Japan osaka printing

本書の内容、テキスト、画像等の無断転載・無断使用を固く禁じます。
また、引用を厳禁いたします。

@chiharu nagakura